ÉTUDES

SUR

L'ALOPÉCIE

OU

CHUTE TEMPORAIRE ET PRÉMATURÉE

DES CHEVEUX

CONSIDÉRÉE DANS LES CAUSES QUI LA PRODUISENT
ET LES MOYENS DE TRAITEMENT PROPRES A LA COMBATTRE;

SUIVI DE

l'indication des règles hygiéniques à suivre
pour la prévenir et pour favoriser le développement
et la conservation de la chevelure;

PAR

Edmond LANGLEBERT,

Docteur en médecine de la Faculté de Paris

PARIS,

L'AUTEUR, 25, RUE SAINT-ANDRÉ-DES-ARTS.

1847

ÉTUDES

sur

L'ALOPECIE.

Paris, imprimerie de E. Bautruche,
rue de la Harpe, 90.

ÉTUDES

SUR

L'ALOPÉCIE

OU

CHUTE TEMPORAIRE ET PRÉMATURÉE

DES CHEVEUX

CONSIDÉRÉE DANS LES CAUSES QUI LA PRODUISENT
ET LES MOYENS DE TRAITEMENT PROPRES A LA COMBATTRE;

SUIVI DE

l'indication des règles hygiéniques à suivre
pour la prévenir et pour favoriser le développement
et la conservation de la chevelure;

PAR

Edmond LANGLEBERT,

Docteur en médecine de la Faculté de Paris

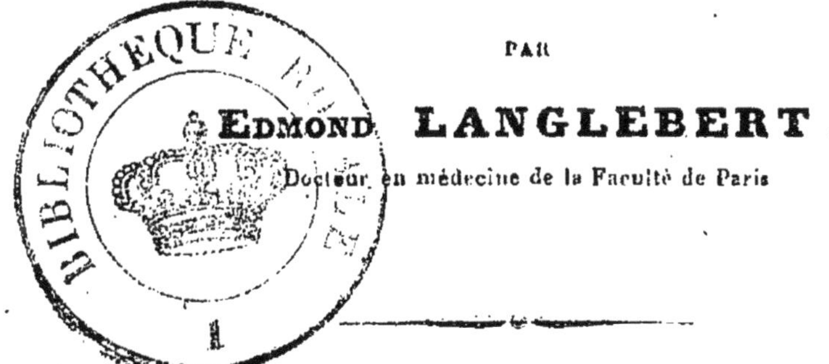

PARIS,

CHEZ L'AUTEUR, 25, RUE SAINT-ANDRÉ-DES-ARTS.

1847

PRÉFACE.

La chevelure est l'organe qui sert le plus à l'ornement de la physionomie; selon sa force ou sa faiblesse, son abondance ou sa rareté, selon sa couleur et les formes artificielles que lui donne la mode, elle change l'expression du visage et lui imprime les caractères les plus variés. Comparez l'aspect d'une tête ornée de beaux cheveux avec celui d'une tête chauve! Chez la femme surtout, voyez quelle influence cette parure exerce sur sa beauté! Combien elle ajoute à la grâce et aux charmes naturels de son sexe !

Mais là ne se borne pas le rôle que joue cette partie de nous-mêmes dans le plan général de l'organisation. La nature lui a donné une autre fonction, moins apparente sans doute, mais plus utile. La chevelure, en effet, peut être regardée comme un manteau protecteur contre les intempéries de l'atmosphère. Mauvaise conductrice du calorique, elle forme un des abris de l'organe le plus important de l'économie qu'elle préserve du froid et du chaud, et qu'elle défend encore contre les chocs extérieurs par sa résistance et son élasticité. Elle favorise la transpiration cutanée et exerce une action, peu connue à la vérité mais non moins réelle, sur tout l'organisme, par les différentes sécrétions qui accompagnent son développement.

Envisagée sous ce double point de vue, la chevelure est donc un organe de la plus haute importance. Il suffit, en effet, de remarquer que la plupart des maladies aiguës ont pour cause les variations de la température et de l'humidité, pour comprendre quels inconvénients, et même quels dangers sont attachés à sa perte, surtout dans notre société, où l'usage nous fait une loi de nous découvrir dans une foule de circonstances.

A ce titre, la chevelure mérite autant que les autres parties de l'économie l'attention du médecin ; il doit en surveiller le développement dans l'enfance, chercher à la maintenir dans ses conditions normales, et surtout s'attacher à en prévenir et à en retarder la chute par tous les moyens que la science et l'expérience lui enseignent. Malheureusement cette branche de l'art de guérir, négligée par les médecins, est devenue la proie de gens ignorants et cupides, qui, sous les noms les plus bizarres, annoncent chaque jour une foule de remèdes ridicules et sans valeur. Disons cependant que plusieurs docteurs Allemands, que Bichat et Dupuytren, n'ont point dédaigné de s'occuper de ce sujet, persuadés qu'ils étaient que rien de ce qui appartient à l'homme ne doit être étranger au médecin.

C'est en raison de ce principe, et dans l'espoir d'appeler l'attention sur une branche de l'art médical trop oubliée, que je viens exposer dans ce mémoire le résultat des recherches que j'ai faites depuis long-temps sur cette matière.

Je ne me suis occupé dans ce travail, comme l'annonce son titre, que de la chute *temporaire* et *prématurée* des cheveux ou ALOPÉCIE, et non de leur chute *permanente*, si on peut ainsi dire, ou CAL-VITIE. Car, si la première est accessible aux ressources de la médecine; s'il est possible de la prévenir et de l'arrêter par une médication appropriée aux causes qui la déterminent et employée à temps ; la seconde, je me hâte de le dire, est complétement au-dessus des ressources de l'art, est incurable en un mot, malgré les prétentions contraires des personnes dont je parlais tout-à-l'heure. Et d'ailleurs verrions-nous tant de têtes chauves, s'il était possible de guérir la calvitie ?

Les gens qui annoncent des remèdes contre cette infirmité trompent donc indignement le public, ainsi que tous ceux qui préconisent des médicaments spécifiques contre l'alopécie. Celle – ci, comme nous le verrons, n'est en effet, le plus ordinairement, que le symptôme ou le résultat de maladies diverses ou de certaines dispositions individuelles, dont le traitement doit varier selon leurs causes, leur nature, etc. Il faut par conséquent, pour guérir l'alopécie, s'attacher d'abord à en connaître la *cause* qui seule peut mettre sur

la voie d'une bonne médication. Sans cette connaissance préalable , on marche en aveugle, et trop souvent alors, malgré tous les moyens employés, l'alopécie continue et amène enfin la calvitie.

C'est pourquoi, je me suis longuement étendu sur
les causes de l'alopécie, dont l'énumération forme
une partie importante de ce mémoire.

J'ai traité ensuite de la marche, de la durée, du
pronostic de cette affection , ainsi que des questions
d'anatomie pathologique qui s'y rapportent.

Enfin j'ai établi les bases du traitement rationnel
que l'on doit opposer à l'alopécie, soit pour en arrêter la marche , soit pour en réparer les effets. J'ai
terminé par plusieurs observations de guérisons assez
remarquables , obtenues par les moyens que j'in-
dique.

Dans le chapitre qui a pour objet le traitement , je
me suis abstenu de donner les formules exactes des
pommades ainsi que des eaux et médicaments divers
que j'emploie, pour empêcher que des charlatans ne
s'en emparent et ne les exploitent aux dépens du
public. J'ai toutefois exposé assez clairement leur
composition pour que les médecins qui me feront
l'honneur de me lire puissent les préparer eux-mêmes
ou en établir les formules.

DE

L'ALOPÉCIE

ou

CHUTE TEMPORAIRE DES CHEVEUX.

NOMENCLATURE ET HISTORIQUE.

Alopécie vient d'un mot grec qui signifie renard, parce que cet animal est, dit-on, sujet chaque année à l'épilation. Mais cette comparaison n'est pas rigoureuse, attendu que chez cet animal l'alopécie, si elle a lieu, est une condition physiologique, et ne constitue pas une infirmité comme chez l'homme. Il ne faut pas confondre cette affection avec la *calvitie* qui en est trop souvent la conséquence et qui survient lorsque les cheveux, après leur chute, ne se reproduisent plus.

Quelques auteurs ont donné à ce mot une extension

beaucoup plus grande en l'appliquant à la chute de tous les poils de l'économie. Mais cette maladie générale étant très-rare, je pense qu'il est plus convenable, pour éviter toute confusion, de désigner par ce mot la chute des cheveux seulement, telle que nous l'étudions ici.

La science possède peu de documents sur cette affection; car, ainsi que je l'ai dit, les médecins s'en sont fort peu occupés. Les auteurs anciens paraissent toutefois en avoir mieux compris l'importance; on trouve en effet dans leurs livres beaucoup de passages où cette matière est traitée. Ils croyaient à la possibilité de faire renaître les cheveux et d'en arrêter la chute, comme le prouve la foule des recettes que dans ce but ils nous ont transmises. Parmi les auteurs modernes, Bichat, dans son Anatomie générale, Dupuytren, dans ses leçons, Lagneau, Schneider, et le docteur Boucheron, dans une monographie intéressante sur le système pileux, sont les seuls qui nous aient laissé sur ce sujet quelques pages qui, depuis, sont tombées dans l'oubli.

ETIOLOGIE.

On doit attacher la plus grande attention à la re-
cherche des causes qui déterminent la chute des cheveux ; car c'est sur elle seulement que peut être établi
un traitement rationnel et efficace.

Ces causes peuvent être partagées en deux groupes :
celles qui tiennent à un état *général* de l'organisme ;
celles qui dépendent d'une affection *locale* du cuir
chevelu.

CAUSES GÉNÉRALES. — Ce sont : la faiblesse constitutionnelle innée ou acquise, les maladies syphilitiques,
la chlorose et l'anémie, les cachexies, le scorbut, les
travaux de l'esprit et les peines morales.

A la suite des maladies graves, et surtout des fièvres
adynamiques, pendant les longues convalescences, après
le travail de l'accouchement, dans l'anémie qui succède
aux pertes abondantes de sang, en un mot, dans toutes les
conditions qui dépriment les forces de l'organisme, rien
n'est plus commun que de voir survenir l'alopécie. Je
pourrais en rapporter ici un grand nombre d'observations; mais elles seraient superflues, attendu que ces
faits sont tellement vulgaires qu'il n'est personne qui
n'ait eu l'occasion d'en être témoin.

Les maladies syphilitiques sont une cause extrême-

ment fréquente d'alopécie, surtout dans la période se-
condaire de ces affections. Tous les praticiens en ont
reconnu les effets. Cependant quelques personnes at-
tribuent l'alopécie dans ce cas plutôt à l'usage du mercure qu'à l'influence de la syphilis. On lit dans le *Ré-
pertoire des sciences médicales du Piémont* l'observation extrêmement curieuse de plusieurs personnes qui,
se faisant coiffer par un perruquier soumis à un traitement mercuriel par les frictions, furent attaquées
d'alopécie. On attribue ce phénomène à l'influence
mercurielle de ses mains. Malgré ce fait, je ne pense
pas cependant que l'action du mercure soit capable de
produire toujours cet accident. Car nous voyons rarement les poils tomber dans les régions où l'on fait soit
des frictions, soit des applications de pommade mercurielle. On sait également que l'on emploie souvent, pour
détruire les parasites de la tête, des poudres mercu-
rielles sans qu'il en résulte l'alopécie.

La chlorose et le scorbut, maladies générales qui
semblent avoir leur source dans une altération du
sang, déterminent ordinairement la chute des cheveux.

Il en est de même des inflammations chroniques abdominales, qui, en raison de la sympathie existant entre
les deux appareils cutané et digestif, réagissent sur la
peau qu'elles dessèchent et décolorent, et dont elles
paralysent pour ainsi dire les fonctions. On trouve
dans la *Gazette des hôpitaux* de 1837, ces phrases re-

marquables du professeur Geddings d'Amérique :
« Dans les inflammations chroniques de l'intestin, la
« peau devient assez souvent sèche comme du parche-
« min, pâle et dure; elle perd sa sensibilité, acquiert une
« apparence écailleuse et comme bigarrée. Cet état de
« la peau a de l'influence sur les cheveux, qui devien-
« nent secs et durs et tombent avec la plus grande fa-
« cilité ; quelquefois aussi, ils acquièrent un surcroît
« tel de sensibilité qu'ils sont douloureux au toucher. »

Mais de toutes les causes générales qui produisent
l'alopécie, les travaux de l'esprit, les veilles prolongées
et surtout les peines morales, doivent être placées en
première ligne. Il semble, pour me servir d'une belle
métaphore empruntée à un auteur contemporain, que
la pensée brûle et dessèche la prison qui l'enveloppe.
C'èst un phénomène bien digne, en effet, de fixer
l'attention des physiologistes, que cette sympathie mer-
veilleuse qui s'établit entre l'esprit et la matière ; que
ces modifications fugitives ou permanentes que subit
celle-ci sous l'action des causes morales. On sait que
dans un temps très-court les cheveux peuvent blan-
chir sous l'influence d'un violent chagrin. Cet effet
si remarquable de la douleur est, toutefois, assez rare ;
mais rien n'est plus commun que l'alopécie dans cette
circonstance. Ceci s'explique par la promptitude avec
laquelle le système dermique subit le contre-coup des
peines morales. Celles-ci, en effet, font disparaître la
graisse et flétrissent la peau ; la gaieté, au contraire,

l'épanouit et la rend, comme on dit, rayonnante. Dans le premier cas, l'atrophie ou l'altération particulière que les bulbes pileux éprouvent rejaillit nécessairement sur les cheveux qui alors tombent ou blanchissent avant le temps.

Les CAUSES LOCALES de l'alopécie sont fort nombreuses : elles comprennent toutes les maladies cutanées qui frappent la peau du crâne; les éruptions dartreuses du cuir chevelu, la teigne, les gourmes, l'érysipèle, la rougeole, la scarlatine, maladies qui toutes altèrent plus ou moins les bulbes pileux ou par sympathie ou par extension.

Les Anglais ont décrit sous le nom de *porrigo decalvans*, une maladie particulière des follicules pileux qui détermine la chute des cheveux, consécutivement à une desquammation du cuir chevelu, consistant en petites écailles d'une gris-brunâtre qui se détachent de la base des cheveux. Cette maladie est assez rare et paraît être celle que les anciens connaissaient sous le nom d'*ophiasis* (Celse, lib. VI, cap. I).

Une autre affection beaucoup plus commune, et qui a pour conséquence inévitable l'alopécie, est celle désignée par les auteurs sous le nom de *pithyriasis capitis*, d'un mot grec qui signifie *son*. Cette maladie est caractérisée, en effet, par une desquammation légère et moléculaire qui se produit à la surface du cuir chevelu, et répand dans les cheveux une sorte de poudre analogue à du son ou de la farine. Il ne faut pas confondre cette desquammation sèche avec celle qui succède à *l'eczéma* de la peau du crâne, laquelle se fait par larges plaques recouvrant une surface rouge , enflammée et humide. Q :ci qu'il en soit, le pithyriasis capitis est la cause locale l.i plus fréquente de l'alopécie : cette maladie qui a son siége dans le corps réticulaire ou réseau muqueux de Malpighi, et qui s'étend aux follicules pileux, atteint de préférence les femmes et les individus dont la peau est fine et délicate, les sujets scrofuleux, de constitution lymphatique et prédisposés aux affections cutanées. Sous son influence, les cheveux se dessèchent par la suppression de la sécrétion huileuse qui, dans l'état normal, pénètre leur pulpe intérieure ; ils perdent leur poli et leur souplesse naturels; en un mot, ils s'étiolent et tombent comme les plantes que l'on prive de l'eau nécessaire à leur existence ou dont la racine est frappée de maladie.

L'insolation et la malpropreté produisent souvent l'alopécie en déterminant une irritation maladive des bulbes pileux. Les névralgies crâniennes, la migraine, sont encore des causes assez communes, ce qui ne doit pas étonner lorsqu'on se rappelle que toutes les fonctions ont besoin, pour s'exécuter, de l'intervention normale et régulière du système nerveux.

Enfin, il est des cas d'alopécie que l'on ne peut rapporter à aucun de ceux qui précèdent et qui dépendent, soit de l'âge, soit d'une faiblesse innée du système capillaire. Ces cas , en raison de ce qu'ils ne sont point un accident, mais bien une condition pour ainsi dire physiologique, sont les plus graves au point de vue qui nous occupe, c'est-à-dire les moins accessibles à nos moyens de traitement.

ANATOMIE PATHOLOGIQUE.

SYMPTÔMES, MARCHE ET DURÉE.

Je regarde avec la plupart des anatomistes les cheveux, ainsi que les poils, comme des produits cornés, inorganiques, dus entièrement à la sécrétion d'un organe particulier implanté dans le derme ou dans le tissu adipeux sous-dermique, et connu sous le nom de *bulbe pileux*. Les cheveux ne peuvent donc jamais être malades par eux-mêmes, puisqu'ils sont privés de la vie; les altérations diverses qu'ils subissent sont toujours le résultat des modifications pathologiques de leurs bulbes. Pour bien faire comprendre le mécanisme de ces altérations, je dois indiquer ici la structure anatomique de ces bulbes, ce que je ferai en peu de mots.

La racine ou bulbe des cheveux est une sorte de petit tubercule ovoïde implanté dans le derme ou dans la graisse sous-dermique. Examiné, soit à l'œil nu, soit au microscope, cet organe présente une enveloppe extérieure fibreuse, blanche et un peu transparente. La face interne de cette enveloppe est évidemment vasculaire, ainsi que Ruysch l'a démontré,

et ainsi que l'admettent presque tous les anatomistes.
Quant à la cavité du bulbe, elle est remplie d'une
sorte de substance mélicérique, qui paraît être produite
par la sécrétion de la membrane vasculaire, et destinée
à former la matière colorante du cheveu.

Le bulbe est attaché au corps graisseux ou au corps
de la peau par un grand nombre de filaments très-
déliés, qui ne sont autre chose que des vaisseaux et
des nerfs. La portion du derme ou du tissu adipeux
dans lequel il est contenu, a été nommée *chaton pilaire* par le docteur Boucheron, qui, le premier, en
a fait la description. Elle offre elle - même une organisation fibreuse et serait chargée, d'après cet anato-
miste, de sécréter la matière onctueuse qui enduit la
surface extérieure du cheveu, et qui est analogue à
celle que sécrètent les follicules ou cryptes inter-capil-
laires de la peau.

Telle est, en résumé, l'organisation du bulbe pileux
dont la sécrétion continue de matière cornée, semblable à celle de l'épiderme et des ongles, forme les
cheveux et les poils. Examinons maintenant quelles
sont les modifications pathologiques qu'ils subissent
sous l'influence des causes que nous avons énumérées.

Quand on examine les cheveux après leur chute
spontanée, on les trouve rarement accompagnés de
leurs bulbes, ce qui prouve que ceux - ci persistent
dans l'épaisseur du derme. Ce fait anatomique pouvait être d' . . rs . 'vu, puisque les cheveux tom-

bés se reproduisent le plus souvent, et que, si cette reproduction n'a pas lieu, cela tient moins à l'absence des bulbes dans le cuir chevelu qu'au manque de vitalité de ceux-ci ou à d'autres circonstances.

La science ne possède toutefois que très-peu de recherches anatomiques sur ce sujet. Bichat, dont le génie investigateur ne laissait échapper aucun trait de l'organisation, ayant disséqué le cuir chevelu d'un sujet alopétique, a trouvé, non-seulement les bulbes dans le tissu de la peau, mais encore les gaînes membraneuses dans leur intégrité et les rudiments de nouveaux cheveux. J'ai eu l'occasion moi-même de constater la persistance des bulbes dans le cuir chevelu après l'alopécie ou même chez des sujets complétement chauves ; mais dans ce cas, je les ai toujours trouvés plus ou moins atrophiés ou privés de leurs connexions vasculaires et nerveuses avec la peau. Toutefois, lorsque le cuir chevelu a été le siége de blessures profondes ou d'ulcérations, les bulbes ont complétemeut disparu, détruits par le travail de la suppuration.

Les cheveux, dans l'alopécie, sont souvent secs, ternes, crispés, et quelquefois douloureux au toucher. Examinés au microscope, ils paraissent couverts de petites écailles, ce qu'on doit attribuer à la desquammation de leur gaîne épidermique. Souvent aussi, le cuir chevelu est lui-même sec, parcheminé, sa surface écailleuse et rude au toucher. Cette altération résulte de ce que le chaton pilaire ou les cryptes intercapillaires de la peau cessent de sécréter cette matière onctueuse que j'ai mentionnée plus haut, ou bien de ce que l'huile animale que produit le bulbe, et qui pénètre les cheveux, diminue ou se supprime complétement. Quant à la douleur, elle a son siége dans les bulbes et non dans les tiges capillaires, ces dernières n'étant, ainsi que je l'ai dit, que des produits cornés dépourvus de sensibilité.

Malgré la persistance des bulbes pileux dans la peau du crâne, à la suite de l'alopécie, les cheveux ne repoussent pas toujours, ce qui tient alors ou à une altération organique de ces bulbes, ou, comme nous le disions tout-à-l'heure, au manque de vitalité de ces mêmes organes, résultant de leur atrophie ou de celle des vaisseaux et des nerfs qui s'y distribuent.

L'alopécie frappe beaucoup plus souvent les cheveux qui recouvrent le sommet du crâne que ceux des parties latérales. La disposition anatomique des systèmes artériels et nerveux de cette région donne une raison de ce fait à peu près constant. La vitalité des bulbes, en effet, est en rapport avec celle du derme où ils sont implantés. Or, les vaisseaux qui se distribuent au sommet de la tête ne sont que des ramifications fort petites dans lesquelles la circulation est plus lente et moins abondante. qu'aux régions temporales et occipitales, où des rameaux vasculaires plus gros et plus nombreux donnent un accès plus facile et plus prompt au liquide nutritif; il en résulte que les bulbes de ces dernières régions résistent plus longtemps aux causes d'atrophie. Cette considération explique encore pourquoi les cheveux les plus longs se rencontrent à l'occiput, et la barbe la plus épaisse au menton et autour des lèvres, c'est-à-dire là où le derme est le plus riche en vaisseaux et en nerfs.

Lorsque l'alopécie se déclare, les cheveux se détachent tantôt par mêches, tantôt isolément, au moindre attouchement du peigne ou de la main, ou même par le seul frottement de l'oreiller sur lequel la tête repose. Ils tombent, pour me servir d'une comparaison empruntée à l'auteur d'une monographie sur le système pileux, comme les feuilles sèches des arbres alors qu'un léger souffle les agite.

La durée de l'alopécie est très variable; tantôt elle s'arrête en peu de temps, tantôt au contraire, et surtout si elle est abandonnée à elle-même, elle persiste d'une manière continue, jusqu'à la chute sans retour des tiges capillaires, c'est-à-dire jusqu'à la calvitie. L'alopécie, comme la mue de certains animaux, est quelquefois périodique : chez quelques personnes elle se renouvelle à chaque printemps, ainsi que j'ai eu l'occasion de l'observer. Leuwenhoek raconte qu'il éprouvait lui-même tous les étés une épilation complète. Quoi qu'il en soit, les cheveux, après leur chute, se reproduisent le plus souvent dans un temps plus ou moins long, ce qui dépend de la saison, du degré de vitalité des bulbes, de l'âge, du tempérament, etc.; mais il est rare que ces cheveux, s'ils ne sont secondés par un traitement convenable, reparaissent aussi forts et aussi beaux que les précédents. Ordinairement ils repoussent plus fins, plus mous et plus clairs. Si l'alopécie se renouvelle plusieurs fois, ils finissent par devenir comme abortifs, décolorés, et tombent enfin pour ne plus reparaître.

L'alopécie n'attaque quelquefois que certaines parties du cuir chevelu, et est alors caractérisée par des plaques plus ou moins circulaires dépourvues complétement de cheveux, et autour desquelles la chevelure est aussi touffue qu'à l'ordinaire. La peau de la tête dans ces places est unie et d'une blancheur remarquable. Cette alopécie *partielle* paraît être contagieuse.

On trouve dans la *Gazette médicale* de 1839 l'observation très-remarquable d'une alopécie de ce genre observée par M. le docteur Gillette dans un des colléges de Paris. Voici comment il s'exprime à cette occasion : « Il n'est rien de plus commun que d'observer l'alopécie partielle chez les individus qui ont été atteints, soit d'*impetigo*, soit de *favus*, soit d'un érysipèle du cuir chevelu, de rougeole, de scarlatine, etc.; mais il est une forme rare qui survient sans cause connue, et que les médecins anglais ont décrite sous le nom de *porrigo decalvans*. Alibert n'a point parlé de cette affection. MM. Cazenave et Schedel ne distinguent point cette variété des autres sortes d'alopécie. M. Rayer dans son *Traité des maladies de la peau*, n'ajoute rien à ce qu'en ont dit les médecins anglais.

« Je viens d'avoir l'occasion d'observer cette affection du cuir chevelu dans un des colléges royaux de Paris, où sont pris les soins les plus minutieux de propreté, et où certes , une seule pustule de teigne ne pourrait se montrer sans que l'élève fût sur le champ séparé des autres. Il y a quatre mois , un élève de douze à treize ans arriva de province. Dans le village où il vivait habituellement existait-il des teigneux ? C'est ce que je n'ai pu savoir. Le lendemain de son arrivée, on reconnut qu'il portait sur un des côtés de la tête, au-devant de l'oreille , une place dégarnie de cheveux , ayant à peu près trois centimètres de diamètre. Le médecin de l'établissement l'examina , n'y vit rien de suspect, et pensa qu'il pouvait impunément habiter avec les autres élèves. Au bout de quinze jours , le voisin d'études de celui-ci eut également la tête dépouillée d'une largeur un peu moins grande sans qu'aucun signe précurseur eût pu avertir. Depuis ce temps, et dans la même étude , six autres élèves au moins ont été atteints et toujours brusquement; mais jamais dans une étendue plus grande que celle que je viens d'indiquer. Chez tous , il ne s'est montré qu'une seule place qui s'est peu élargie. J'ai examiné avec soin plusieurs fois les places mêmes quand elles commençaient à se-former, et je n'ai rien remarqué que la blancheur du cuir chevelu chez les six derniers. Chez le premier atteint, il y avait quelques pustules éparses d'*impetigo;* chez le second , un peu de desquammation furfuracée était mélée aux cheveux environnants. Cette maladie, ajoute M. Gillette, est obstinée et ne cède que lentement.

Le pronostic de l'alopécie varie selon la cause qui la produit, et aussi en raison de l'âge, du sexe, du développement plus ou moins grand du système pileux, etc.

Quand l'alopécie tient à une faiblesse générale, suite d'une longue maladie, de pertes abondantes de sang ou de toute autre cause débilitante, le pronostic, surtout si le sujet est jeune, et si l'épilation a lieu pour la première fois, n'a rien de fâcheux. Nous venons de voir, en effet, que les cheveux, dans ce cas, se reproduisent spontanément, et à plus forte raison si un traitement convenable leur vient en aide. Mais quand l'alopécie se renouvelle, le pronostic est moins favorable. Outre que les cheveux, dans cette circonstance, perdent, comme nous l'avons vu, leurs qualités primitives, souvent encore ils ne reparaissent plus.

Lorsque l'alopécie tient à une affection locale du cuir chevelu, la gravité du pronostic dépend ici de la gravité de l'affection qui la détermine. Il est impossible dans ce cas d'établir un principe général; disons cependant que le pronostic est d'autant moins grave que le sujet est plus jeune et la maladie plus récente.

L'alopécie est plus commune chez la femme que chez l'homme, mais elle est moins grave et se termine moins souvent par la calvitie complète; ce qui tient à une vitalité plus grande du système capillaire chez la femme, en raison de laquelle la reproduction des cheveux se fait plus facile et plus abondante. J'ai remarqué aussi que les personnes dont le front est largement découvert et dont les cheveux forment aux régions temporales un angle rentrant très-profond, sont plus sujettes à l'alopécie et même à la calvitie, que celles dont la chevelure s'implante très-bas sur le front. Ce fait peut s'expliquer comme le précédent.

Le pronostic de l'alopécie est plus fâcheux chez les individus qui ont l'habitude de se couvrir chaudement la tête que chez ceux qui la tiennent découverte. Les cheveux, en effet, ont besoin d'air comme les végétaux, et leur reproduction, toutes choses égales d'ailleurs, est d'autant plus difficile qu'ils sont moins souvent au contact de ce fluide vivifiant.

Enfin la vieillesse est la condition qui diminue le plus les chances favorables de la reproduction des cheveux. Par les progrès de l'âge toutes les sécrétions s'altèrent. la peau se ride, se flétrit; elle perd son vernis juvénile. Les bulbes pileux qu'elle renferme participent les premiers à cette dégradation générale, ils cessent d'abord de sécréter la matière colorante; les cheveux blanchissent, puis s'atrophient par degrés, et finissent par tomber sans retour.

TRAITEMENT.

On comprend d'après ce qui précède que le traitement de l'alopécie doit, pour être efficace, varier selon les causes qui la produisent, et qu'il n'existe et ne saurait exister pour cette affection, non plus que pour tout autre, aucune panacée ou médication spécifique. La prétention contraire ne peut être soutenue que par l'ignorance ou la mauvaise foi.

Lorsque l'alopécie tient à une faiblesse constitutionnelle, résultant de longues maladies ; à l'anémie, à la chlorose, en un mot, à toutes les causes qui diminuent la vitalité de l'organisme, il est évident que le meilleur traitement consistera dans l'emploi de tous les moyens propres à relever les forces abattues de l'économie. Ainsi, sous l'influence des toniques, d'une bonne alimentation, voit-on souvent la chevelure revenir comme les autres organes dans son état primitif. Il importe toutefois d'en favoriser la reproduction par des applications, soit de pommades, soit de liquides stimulants. Je préfère, dans ce cas, l'emploi des liquides à celui des pommades, parce qu'ils pénètrent plus facilement par l'absorption jusqu'aux bulbes pileux. On conseille généralement de faire raser plusieurs fois la tête. Je ne partage point cette opinion : il résulte, en effet, des observations nombreuses que j'ai faites à ce sujet, que cette pratique, très-désagréable surtout pour les femmes, est souvent inutile et présente quelquefois des inconvénients : outre le temps considérable que les cheveux rasés mettent à revenir à leur première longueur, et pendant lequel on est forcé d'avoir recours à l'emploi d'une chevelure artificielle, si leur chute s'accompagne d'une irritation des bulbes, le passage du rasoir sur la peau ne fait qu'augmenter cette irritation et retarde la guérison. Je conseille donc de couper les cheveux courts et non de les raser ; par ce moyen, les inconvénients signalés n'existent plus ; car cette méthode stimule la vitalité des bulbes sans les irriter, et les cheveux reprennent plus de force et d'épaisseur, surtout si leur coupe est souvent renouvelée.

Si l'alopécie est produite par les maladies syphilitiques, le scorbut, les affections dartreuses, c'est en attaquant ces maladies elles-mêmes par les traitements en usage que l'on parvient à la guérir. On doit encore, comme dans le cas précédent, ajouter à l'emploi des moyens généraux, des applications locales appropriées au genre d'affection que l'on cherche à combattre.

Dans les cas enfin où la chute des cheveux ne peut se rattacher à aucune des causes générales qui précèdent, et tient à une faiblesse du système pileux, à l'atonie ou à l'inertie des bulbes, c'est au traitement local qu'il faut avoir recours. Ici tous les médicaments toniques et excitants, employés avec mesure, sont efficaces. Dupuytren a préconisé l'usage de la teinture de cantharides incorporée à l'axonge, et a laissé une pommade ainsi composée qui porte son nom. Ce médicament semble avoir, en effet, une action spécifique, ainsi qu'un grand nombre de faits le démontrent. Malheureusement on en a trop généralisé l'emploi, sans tenir compte des conditions particulières dans lesquelles il est seulement applicable. Il en est résulté que cette pommade, administrée sans discernement et par des personnes étrangères à l'art de guérir, loin de remplir le but de son application, a souvent hâté singulièrement la chute des cheveux et converti même l'alopécie en calvitie (Boucheron). Ceci nous prouve combien il est important en médecine de bien saisir les indications qui justifient l'emploi d'un médicament, et nous montre comment un moyen excellent dans une circonstance donnée peut être pernicieux dans une autre. Le succès dépend toujours de la sagacité du médecin.

Un autre inconvénient attaché à la composition de cette pommade résulte de l'action trop irritante des cantharides qui, sur les personnes nerveuses et dont la peau est fine, produit des rougeurs et des démangeaisons très-vives. Je suis parvenu à faire disparaître cette propriété défavorable en incorporant à cette pommade des substances narcotiques et toniques, telles que les extraits de quinquina, de belladone, d'opium, etc., qui, tout en secondant l'action stimulante des cantharides, en neutralisent les effets irritants sur le système nerveux.

L'alopécie qui a pour cause les maladies locales du

cuir chevelu ne cède qu'aux moyens qui eux-mêmes peuvent guérir ces maladies. C'est dire que ces moyens doivent varier selon la nature de ces affections, leur caractère aigu ou chronique, leur marche, leurs symptômes, etc., et cela en tenant compte des indications particulières qui résultent de la constitution, des tempéraments, de l'âge etc., des personnes que l'on traite. Je ne décrirai point ces divers moyens qui sont à la connaissance de tous les médecins. Je m'occuperai seulement ici de la médication qu'il convient d'employer contre la cause locale la plus commune de l'alopécie, *le pithyriasis capitis*. J'ai décrit plus haut cette maladie dont le symptôme le plus manifeste consiste dans une desquammation légère et furfuracée de l'épiderme du cuir chevelu, qui répand dans les cheveux des pellicules analogues à du son ou de la farine. Cette affection, peu grave en apparence, est cependant fort rebelle, et amène infailliblement la calvitie si elle n'est convenablement traitée.

C'est dans ce cas surtout qu'il importe d'éviter l'usage de ces pommades irritantes, vantées chaque jour contre l'alopécie ; elles augmenteraient infailliblement le mal. Les émollients, au contraire, tels que l'eau de guimauve tiède, l'eau de son, l'eau de pavot; quelques légers résolutifs, tels que l'infusion de pétales de roses, la décoction de feuilles de noyer; les solutions alcalines légèrement alcoolisées, sont les moyens les mieux appropriés. Voici du reste quels sont les procédés que

j'emploie : je commence par faire couper les cheveux
d'une petite quantité à la fois, opération que je fais re-
nouveler tous les huit jours. Je fais ensuite lotionner
tous les matins la tête avec une éponge fine, imbibée
d'une solution alcaline, faiblement alcoolisée, et tous les
soirs, je recommande de légères onctions d'huile d'a-
mandes douces, faites avec les doigts appliqués directe-
ment sur la peau et frictionnant dans la direction natu-
relle des cheveux. Je joins à ces moyens l'usage d'une
pommade composée de substances toniques incorpo-
rées à de l'axonge, telles que les extraits de quinquina,
de cachou, de ratanhia, de gayac, etc..., dans le but de
ranimer la vitalité des bulbes qui persistent dans le
derme et dont les tiges sont tombées. Il est rare qu'avec
cette médication, que je complète par quelques moyens
généraux tels que les bains, de légers laxatifs, etc., selon les indications, je ne parvienne à guérir le *pithyriasis capitis* et l'alopécie qui en est la conséquence.

HYGIÈNE.

Ne voulant point anticiper sur un travail spécial que
je me propose de publier prochainement sur cette matière, je ne ferai qu'indiquer sommairement ici les règles hygiéniques qu'il convient de suivre pour prévenir
l'alopécie ou en favoriser le traitement.

Les soins particuliers que l'on doit donner aux cheveux se réduisent à tout ce qui peut maintenir dans
un degré convenable d'activité les fonctions de la
peau (1). Ainsi l'usage modéré du peigne et de la
brosse, joint, si la propreté le réclame, à quelques
lotions d'eau pure, employée à une douce chaleur,
sont les soins qu'on ne devra jamais négliger. On peut
y ajouter encore l'emploi des pommades et des huiles
pour assouplir les cheveux et augmenter leur brillant.
Quelques auteurs ont condamné l'nsage de ces cosmétiques ; mais je suis loin de partager leur opinion :
cette interdiction pourrait, en effet, tout au plus
convenir à quelques personnes qui ont la chevelure naturellement huileuse ; mais en général les cheveux sont
trop secs, et ont besoin de cet adjuvant ; l'art doit ici
venir en aide à la nature. Lorsque la chevelure est
faible ou qu'il y a menace d'alopécie, on doit se servir
de pommades légèrement toniques et stimulantes, et
tous les soirs arroser le cuir chevelu avec quelques
gouttes d'une teinture analogue. Par ce moyen les
bulbes reprennent de la force, et l'alopécie commençante disparaît ; il est utile de continuer l'emploi de ces
moyens, pour en empêcher le retour et activer la reproduction des cheveux.

La chevelure des enfants doit appeler toute la sollicitude de leurs mères. C'est en effet à cet âge, où

____

(1) *Londe, Traité d'hygiène.*

tous les organes grandissent et se perfectionnent, qu'il faut en surveiller le développement. Tant de causes peuvent alors troubler la marche régulière de la nature ! L'enfance est une longue lutte que la vie soutient contre le monde extérieur, et toutes les actions perturbatrices d'un organisme imparfait et manquant d'équilibre. Aussi combien succombent dans cette lutte, et meurent avant l'âge ou n'en sortent que pour en porter pendant toute leur existence les stygmates ineffaçables ! Le médecin doit donc soutenir de toute la puissance de son art, ce combat trop souvent inégal de l'organisation qui se forme, contre toutes les causes de destruction ou de désordre qui l'environnent.

Au point de vue qui nous occupe, il doit porter toute son attention sur les maladies du cuir chevelu, si nombreuses à cet âge. Les croûtes de lait, le favus, et une foule d'autres éruptions dartreuses, étendant leur action aux bulles pileux, les détruisent ou les altèrent. Il en résulte que la chevelure, si un bon traitement n'est dirigé en temps opportun contre la maladie, reste pendant toute la vie languissante, étiolée, et finit par tomber avant le temps.

Les congestions abdominales, le rachitisme, les scrofules, affections malheureusement trop communes dans l'enfance, frappent souvent les bulbes d'atonie. De là encore la faiblesse du système capillaire, qui devient permanente, si elle n'est combattue par des moyens convenables.

Les limites de ce mémoire ne me permettant point de traiter ce sujet avec tous les détails qu'il comporte, je le renvoie à un second travail, dans lequel je m'occuperai, ainsi que je l'ai annoncé au commencement de ce chapitre, de toutes les questions relatives à l'hygiène de la chevelure.

OBSERVATIONS PRATIQUES DE QUELQUES CAS REMARQUABLES D'ALOPÉCIE GUÉRIS PAR L'EMPLOI DES MOYENS PRÉCÉDEMMET INDIQUÉS.

Madame Morel, demeurant rue Saint-Jacques, n° 108, après avoir éprouvé quelques chagrins, vit ses cheveux tomber, et les parties de sa tête situées au-dessus de l'oreille se dépouiller presque entièrement. Elle me fit appeler et je constatai l'existence d'un *pithyriasis* aigu. Je la soumis au traitement que j'ai indiqué plus haut, et en moins d'un mois la maladie avait disparu. Les cheveux repoussaient toutefois lentement, et je dus en activer la reproduction par des frictions avec une pommade au quinquina et quelques lotions d'une teinture semblable. Aujourd'hui, les régions autrefois découvertes sont complétement garnies de cheveux.

M. Lordet, propriétaire, vint me consulter dernièrement. Ses cheveux tombaient depuis un an, et déjà ils commençaient à se raréfier sur le sommet de la tête. Des pellicules abondantes recouvraient ceux qui restaient encore, et qui d'ailleurs étaient secs et ternes. Je lui prescrivis des lotions alcalines et des frictions le soir avec de l'huile d'amandes douces. Je lui conseillai en même temps de se faire couper les cheveux, et de se servir d'une pommade composée d'axonge et d'extrait de quinquina. Sous l'influence de ce traitement, la maladie a disparu, et déjà les cheveux tombés commencent à renaître.

Je fus appelé il y a quelques mois chez madame G. L*** pour une chute de cheveux qui l'inquiétait beaucoup. Ayant reconnu que l'alopécie avait pour cause le *porrigo décalvans* de Bathman, je fis faire immédiatement des lotions avec une liqueur alcaline légèrement alcoolisée. Je prescrivis en même temps l'emploi de légers purgatifs salins, à cause de l'état d'irritation des voies digestives. J'eus la satisfaction de voir l'alopécie disparaître, et les cheveux revenir promptement à leur premier état.

Madame H***, demeurant hôtel de Bristol, place Vendôme, me consulta pour une alopécie qui commençait il y a environ deux ans. Les parties latérales de la tête étaient déjà fort dégarnies de cheveux. Cette alopécie me parut tenir à une atonie des bulbes produite par une affection chlorotique. L'usage des ferrugineux et d'une bonne alimentation, secondé par des applications locales de pommade et de teinture aux cantharides triomphèrent promptement du mal. Aujourd'hui, madame H*** que j'ai eu le plaisir de revoir dernièrement, a une chevelure de la plus grande beauté. Je profite de cette occasion pour la remercier de l'intérêt qu'elle n'a cessé de me porter depuis.

Madame la comtesse de M*** me fit appeler pour me consulter sur les cheveux de ses enfants qui ne se développaient que difficilement. Je constatai encore un état d'atonie des bulbes, que je parvins à faire disparaître par une médication stimulante et tonique employée à l'intérieur et à l'extérieur.

Je pourrais citer beaucoup d'autres observations de chutes de cheveux arrêtées par des moyens analogues. Mais je pense que celles-ci suffiront pour prouver que l'alopécie, loin d'être au-dessus des ressources de l'art, comme le pensent quelques personnes, est, au contraire, une des affections contre laquelle la médecine possède des moyens efficaces.

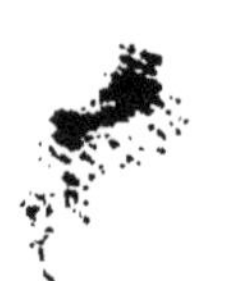

TABLE.

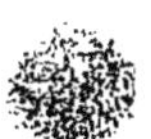

9 782019 942687